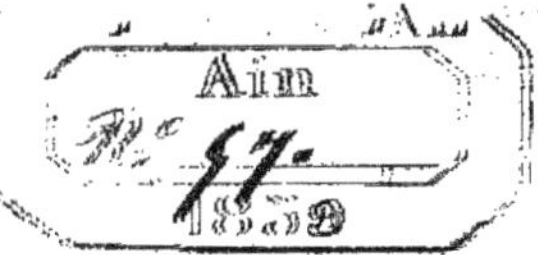

EAUX MINÉRALES

NATURELLES

DE REYRIEUX

Près Trévoux (Ain).

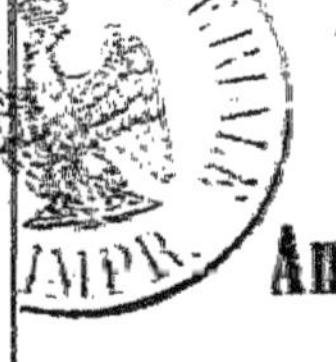

Analyse chimique et Rapport

Par M. FERRAND, Chimiste-Pharmacien à Lyon.

1859.

Dans notre première visite à la source de Reyrieux, en mars 1859, nous avons constaté que la nature des matières dissoutes dans cette eau lui donnait des caractères particuliers qui la rendaient impropre aux usages ordinaires de la vie, mais lui communiquaient des propriétés spéciales dont la médecine pouvait tirer parti pour la guérison de certaines maladies (1).

(1) Etaient présents à notre première visite M. le docteur Baron et M. Reymond, juge de paix de Neuville.

Cette appréciation première définissait préliminairement les conditions ordinaires des eaux minérales proprement dites, et bientôt une étude plus intime de ses éléments minéralisateurs prédominants venait classer cette eau parmi celles qui sont légèrement hydrosulfurées et notablement ferrugineuses.

Alors, comme aujourd'hui encore, c'était une source modeste, sans monument, sans édifice *ad hoc*, sans *vaporarium*; c'était le simple don de la nature, sans faste, sans historien, caché au fond d'une humble excavation silencieuse, sous de frais ombrages, et attirant bien moins l'attention qu'un ruisseau d'eau vive qui, descendu de la montagne, passe bruyant à ses côtés, pour aller alimenter les moulins du voisinage. Aussi les malades qui depuis bien des années sont venus chercher, dans l'usage de cette eau, l'amélioration de leur santé, n'y étaient-ils appelés que par l'attrait seul de ses vertus. Or, les propriétés de cette eau ne pouvaient demeurer ignorées, alors que son odeur hydrosulfurée rappelait celle d'eaux minérales très-connues, alors que les dépôts ferrugineux qu'elle abandonne sur le sol qu'elle parcourt révélaient manifestement sa composition. Son utilité plus générale ne pouvait rester méconnue et stérile, alors que la sollicitude éclairée d'un docteur du voisinage, M. Baron, médecin à Neuville, avait, après avoir assisté au premier examen de ces eaux, vérifié par l'expérience clinique les avantages thérapeutiques qu'on pouvait en attendre. Aux résultats racontés par la tradition, aux promesses de notre première analyse qualitative, aux notes physiologiques recueillies pendant la dernière saison, devait succéder une analyse quantitative de tous les éléments chimiques de cette eau ; la nécessité de ce travail avait du reste été motivée, dans mon premier rapport, et par la convenance d'un contrôle capable de constater si l'examen qualitatif préalable avait signalé la totalité des principes minéralisateurs, et par l'importance qu'il y avait à connaître, pour l'usage médical, la valeur que devait assigner à ces eaux la proportion exacte de leurs principes actifs.

En septembre dernier, nous nous rendions (1) donc à Reyrieux avec les appareils et réactifs nécessaires pour faire, à la source même, cette partie de l'analyse qui, à distance, ne pouvait être tentée avec la même sécurité. En effet, cette première phase des appréciations, cherchant, pour ainsi dire, à prendre la nature sur le fait, devait réaliser l'examen des matières volatiles que, par le transport, on ne réussit pas toujours à conserver, et déjà commencer l'étude des matières fixes, que les gaz, en se volatilisant, modifient et abandonnent.

Dans le présent rapport, je n'imposerai point au lecteur tout l'enchaînement obligé des expériences successives qui, sur une même quantité d'eau analysée, isolent toutes les substances qui la composent, toutes les réactions qui en déterminent la nature, tous les calculs qui les ramènent à des proportions voulues, dans des circonstances définies de pression, de température et de quantités, tous les considérants qui président à leur groupement définitif, tous les détails enfin de manipulation et soins que comporte une analyse quantitative ; procédant seulement par une sorte d'initiation aux résultats que j'ai obtenus, j'exposerai sommairement les données expérimentales sur lesquelles reposent mes conclusions. Après l'étude des propriétés physiques et organoleptiques, un exposé rapide des réactions et preuves caractéristiques de la présence des éléments constitutifs de cette eau conduira au tableau qui en résume la composition chimique.

(1) Nous ont assisté dans cette première épreuve M. le docteur Baron et notre confrère M. Gayet, pharmacien à Trévoux.

PROPRIÉTÉS PHYSIQUES ET ORGANOLEPTIQUES.

L'eau minérale de la source de Reyrieux est limpide et incolore; sa densité est de 1003; sa température, qui paraît constante, est de 13,5; son volume n'a point diminué sous l'influence des plus grandes sécheresses. Son principal tuyau, qui, en mars 1859, donnait 3 litres à la minute, débitait à la fin de la saison, après un léger déplacement, 5 litres 3/4. Un deuxième conduit, établi à près d'un mètre, sur la gauche, débite 1 litre 1/2. Une tranchée récente, ouverte sur la droite, donnera une quantité égale aux deux autres, soit plus de 900 litres à l'heure. Sur divers points enfin de cette enceinte de quelques mètres, on voit sourdre de nouveaux filets qui pour leur composition ne le cèdent en rien aux écoulements établis. Quelques travaux appropriés à la concentration de ces divers filons, qui n'ont assurément qu'une même origine, permettront sans doute de réunir ces diverses quantités, de les augmenter sans doute des parties actuellement perdues dans le sol et de déterminer exactement le volume total. Un réservoir couvert, ne donnant aucun accès à l'air, devra recueillir ces eaux, et des tuyaux afférents, plongeant dans ce réservoir, devront amener l'eau au dehors et remplacer les rigoles en bois que l'on a provisoirement placées. L'altération que l'eau de Reyrieux éprouve sous l'influence de l'air atmosphérique, fait une nécessité de ces conditions préalables, comme je le démontrerai à l'examen des propriétés chimiques.

L'odeur de cette eau est légèrement hépatique; quoique faible, elle est déjà sensible à quelques pas de la source, c'est ce que l'on appelle improprement une odeur de soufre.

Sa saveur est astringente, *atramentaire.*

Son toucher, enfin, n'a rien d'onctueux.

Si, par anticipation, nous déduisons de sa composition chimique et des résultats confirmatifs de l'épreuve clinique commencée, les propriétés de cette eau sur l'organisme, nous répéterons qu'elles sont stimulantes, diaphorétiques, reconstituantes, qu'à la dose de plusieurs verrées elles sont souvent diurétiques et laxatives, que, hydrosulfurées, elles conviennent aux maladies de la peau et du poumon ; que, ferrugineuses, elles pourront être prescrites partout où les ferrugineux sont indiqués, et principalement chez les femmes ; que, martiales et hépatiques, elles sont favorables aux tempéraments lymphatiques.

PROPRIÉTÉS CHIMIQUES.

Exposée à l'air pendant quelque temps, cette eau ne tarde pas à se recouvrir d'une pellicule irisée ; agitée, elle perd plus rapidement sa transparence, des bulles gazeuses s'attachent à la paroi du verre, son odeur hydrosulfurée tend à disparaître et un dépôt blanc jaunâtre, ocracé, se forme. Ces phénomènes se produisent avec une grande évidence sur le sol sur lequel l'eau de la source s'écoule journellement. Ils sont encore manifestes dans les bouteilles mal bouchées, dans lesquelles on a laissé surtout quelques centimètres d'air entre le liquide et le bouchon. Témoin de cette prompte altération sur des bouteilles que l'on m'avait expédiées de Reyrieux à Lyon, j'ai eu, en différentes circonstances, l'occasion de constater que des bouteilles remplies, bouchées à la source et goudronnées avec tout le soin voulu, avaient, après un mois, conservé leur limpidité et leur composition primitives.

ANALYSE QUALITATIVE.

Matières volatiles.

Cette eau est acidule, car sur un litre, quelques gouttes de teinture de tournesol prennent une teinte rouge. L'acidité est due à la présence de matières volatiles, car après l'ébullition à 100° elle disparaît. Ces matières volatiles sont de deux sortes : recueillies dans une éprouvette préalablement remplie de mercure, elles n'égalent pas moins de 47cc. par litre ; mais assurément cette quantité ne représente pas la totalité des gaz y compris et ceux qui sont libres et celui qui est susceptible de le devenir par l'ébullition en abandonnant partiellement la combinaison dans laquelle il est engagé à l'état de deuto-sel.

Le principal de ces gaz est complétement absorbé par la potasse caustique : en dissolution dans l'eau naturelle, il précipite l'eau de chaux et un excès d'eau minérale redissout le précipité. Ce gaz est de l'*acide carbonique*, en partie libre, en partie à l'état de bicarbonates solubles, qui en perdant la moitié de leur acide deviennent des carbonates simples et forment, pour la plupart, des dépôts insolubles, soit à 100°, soit même à l'air, à la température ordinaire. Les 36 cc. notamment qu'absorbe la potasse, ne représentent point la proportion totale de l'acide carbonique susceptible d'être retirée de l'eau qui nous occupe, en raison du libre accès laissé à l'air, soit dans le réservoir, soit sur toute la longueur des rigoles.

La preuve de cette perte est fournie d'autre part par l'abondance du dépôt qui se rassemble à l'extrémité la plus profonde des susdits conduits. Une troisième source, celle de droite, ayant pour conduit un simple bout de roseau, donne une différence de plus de 18 p. °/₀.

La deuxième matière volatile acide contenue dans cette eau est celle qui lui communique une odeur hydrosulfurée qu'elle perd par l'ébullition. Elle colore en jaune l'acide arsénieux; elle se décompose immédiatement en présence de l'iode; c'est elle qui, en dissolution, donne à l'eau qui nous occupe la propriété de colorer en jaune doré une pièce d'argent déposée pendant une heure ou deux dans l'un des tuyaux de la source, et qui du soir au lendemain noircit cette même pièce de monnaie. Ce gaz est de l'acide sulfhydrique entièrement libre. Son action, quoique faible sur l'acide arsénieux après douze heures de contact, et sa non réapparition dans l'eau bouillie que l'on aiguise d'acide chlorhydrique, tendent à démontrer qu'il n'est pas même partiellement à l'état de combinaison. Nos essais sulfhydrométriques répétés en mars et en septembre nous ont donné une quantité constante. Cette eau, abandonnée pendant une heure à l'air libre, perd 1/4 de son gaz hépatique; une partie s'échappe en nature et l'autre se décompose et abandonne une partie de son soufre; en effet, le produit sec de l'évaporation directe de l'eau, traité par l'éther, en cède des traces à ce dissolvant qui, en se volatilisant à son tour, m'a livré du soufre cristallisé. Les caractères de sulfuration recherchés par l'action directe des sels métalliques, notamment des acétates de plomb, sulfate de cuivre, bichlorure de mercure, nitrate d'argent, sont masqués par d'autres réactions dues à diverses substances salines contenues dans l'eau analysée; toutefois, l'acétate de plomb ammoniacal prend une teinte un peu ombrée et le nitrate d'argent fournit un précipité qui noircit manifestement à l'abri de la lumière.

Ces deux derniers sels donnent des résultats différents sur la même eau privée de ses gaz par l'ébullition.

Les acides carbonique et sulfhydrique ne sont point les seuls gaz contenus dans l'eau de Reyrieux. En effet, le résidu gazeux contenu dans l'éprouvette, après l'action de la potasse caustique, contient 11cc. de gaz qui colore l'hydrate de protoxyde de fer et laisse un reste inodore, non inflammable et, éteignant les corps en combustion ; ces deux modes d'action accusent la présence de l'*oxygène* et celle de l'*azote*.

Matières fixes.

Résultats qualitatifs obtenus sur l'eau même.

J'ai fait évaporer, à la source, 10 litres d'eau qui m'ont donné un résidu sec, sinon anhydre, pesant 3 grammes 5 décigrammes. Ce résidu, repris par l'eau distillée, n'est que partiellement soluble ; l'alcool anhydre lui enlève des chlorures alcalins ; séché de nouveau sans lui faire subir l'action directe et un peu vive du feu, il ramène franchement au bleu le papier rouge de tournesol que l'on a préalablement mouillé ; cette réaction importante, dans l'espèce, fait supposer déjà la présence d'un carbonate alcalin, opinion qui plus loin sera appréciée dans des conditions plus favorables. Les lavages de ce résidu avec l'eau simple enlèvent, en effet, diverses matières, et notamment du *sulfate de chaux*, qu'une très large addition d'alcool anhydre précipite.

Le résidu resté insoluble dans les opérations précédentes est de couleur ocreuse ; il cède, avec une vive effervescence, aux acides, de la *chaux*, de la *magnésie*, du *fer*, de l'*alumine* en dégageant de l'acide carbonique. La portion non attaquée par les acides devient soluble dans l'eau, après avoir été fondue avec de la potasse caustique ; cette matière est de la *silice*, qu'un léger excès d'acide et une ébullition de quelques instants fait reparaître.

Ces divers traitements, et notamment ceux avec de l'eau acidulée, enlèvent aux matières fixes dont il s'agit des *substances organiques* qui donnent aux liqueurs obtenues un peu de coloration.

On vient de voir que le résidu insoluble dans l'eau, soluble dans les acides, contenait de la magnésie carbonatée; l'eau qu'on a fait évaporer pour la priver de ses carbonates terreux, retient encore un sel *magnésien sulfaté* ; cette eau qui est alcaline, dès qu'une douce chaleur a expulsé ses acides carbonique et sulfhydrique, se trouble de plus en plus à l'air ; privée enfin de ses carbonates terreux et métallique par le repos et la filtration, elle retient un *carbonate alcalin* qui fait effervescence avec les acides, brunit le curcuma et ne précipite point par l'ébullition prolongée.

Résultats qualitatifs obtenus sur les dépôts qu'abandonne en s'écoulant l'eau de la source.

Avant de procéder à l'analyse quantitative de l'eau sur laquelle notre attention était appelée, j'ai cru devoir faire l'examen des boues ocreuses ou dépôts abandonnés spontanément dans la principale rigole en bois, qui débite à elle seule plus de 300 litres à l'heure. Là, nous devions non-seulement trouver une grande analogie de composition avec le résidu de l'évaporation directe et surtout avec le résidu épuisé par les lavages aqueux, mais pouvant disposer d'une quantité de dépôt 10 fois et 100 fois supérieure, représentant un volume d'eau 100 fois et 1000 fois plus considérable, je devais m'attendre à une occasion bien plus favorable pour trouver, sous une forme sensible, des matériaux échappés à mon premier examen, en raison de leurs proportions infinitésimales. En effet, dans une quantité de dépôt représentant assurément des masses considérables d'eau écoulée, j'ai trouvé de l'acide *apocrénique*, des traces de *sesquioxyde de manganèse* et d'*arsenic*; toutes choses que l'analyse directe sur quelques litres ne démontre point. L'on sait, en définitive, que ces dépôts arsénifères sont incomparablement plus riches en principe arsenical que les eaux qui leur ont donné naissance, comme par le fait d'une concentration supérieure à celle des autres éléments fixes devenus insolubles. Cette boue, enfin, que j'ai trouvée essentiellement formée de *carbonate magnésien, calcaire* et *ferrugineux*, a été bouillie avec de l'eau et de la potasse caustique. Cette opération dernière n'a point enlevé d'iode, soit directement, soit par la décomposition des matières organiques. L'iode, l'arsenic, le manganèse, avaient été vainement cherchés par nous sur 5 litres d'eau puisée à la source de Reyrieux.

ANALYSE QUANTITATIVE.

Produits gazeux.

La quantité d'acide *carbonique* libre n'a pas été déterminée, ce dosage étant sans intérêt, dès l'instant que l'eau, dans l'état actuel de la source, n'arrive à l'extrémité des conduits qu'après une déperdition certaine d'une partie de ce gaz. Le calcul démontre, toutefois, que la quantité qui, des carbonates trouvés fait des bicarbonates tous solubles, n'égale pas moins de 495 cc. pesant 0,98 pour 10 litres, soit 49cc. 5mc. par litre.

Le gaz *hydrosulfurique* n'existe dans cett eau qu'en très minime proportion, que nous avons trouvée de 10 cc. pour 10 litres, soit 1 cc. par litre. Les eaux d'Uriage et d'Aix en contiennent une quantité trois fois, et celles d'Allevard vingt-quatre fois plus grande. Dans le résidu gazeux dont j'ai parlé précédemment, l'acide pyrogallique accuse 1 cc. d'*oxygène*; les 10cc. restant sont affectés à l'*azote*.

Produits fixes.

C'est par la méthode des volumes que j'ai dosé la proportion totale des acides *chlorhydrique* et *sulfurique* combinés. L'eau même, acidulée avec l'acide nitrique et évaporée jusqu'à réduction de moitié, de manière à rendre plus sensible la formation des précipités, a fourni deux prises d'essai, l'une devant être traitée par le nitrate d'argent, l'autre par l'azotate de baryte en dissolutions titrées.

L'eau qui, privée de ses carbonates terreux par une douce évaporation, fait, après filtration, effervescence avec quelques gouttes d'acides nécessaires à sa saturation, a été ramenée à un grand état de concentration, qui a permis de précipiter à la fois, la *potasse* et la *soude* à l'état de chloro-platinate; celui de soude enlevé par l'alcool, puis calciné, a fourni le dosage de la soude totale à l'état de chlorure de sodium; le chloroplatinate potassique a été pesé directement pour en déduire la quantité d'alcali.

Le résidu de l'évaporation directe de l'eau prise à la source, traité par les acides chloronitriques, a laissé un résidu *siliceux* pesé après calcination, puis a cédé ses carbonates terreux et métalliques. Le *fer* qui colore la dissolution acide dont nous parlons, a été précipité en même temps que l'*alumine*, à l'aide de l'ammoniaque pure. Nous reviendrons sur ce point intéressant.

Après l'action de l'ammoniaque, la chaux a été immédiatement isolée à l'état d'oxalate qui a été ultérieurement converti en *carbonate calcaire*. La *magnésie*, enfin, a été séparée en totalité à l'état de phosphate bibasique ammoniaco-magnésien, et son poids déterminé après calcination.

Le *fer*, qui dans l'eau de Reyrieux est l'élément minéralisateur le plus important, s'y trouve en proportions assez notables pour donner directement des réactions très-marquées. Il y existe à l'état de *bicarbonate ferreux*. A la source, le prussiate de potasse donne aussitôt une coloration verdâtre qui, assez promptement, devient d'un beau bleu céleste ; le tannin ou la teinture de noix de galle y détermine une coloration violette qui brunit rapidement ; le chlorure d'or y fait naître un précipité noir ; un bâton écorcé de châtaigner, abandonné dans le petit ruisseau par lequel l'eau s'écoule, ne tarde pas à prendre la couleur du tannate de fer. L'expérience permet d'établir une légère différence entre les richesses diverses des conduits d'eau actuels. L'ammoniaque forme dans cette eau une précipitation gélatineuse qui devient de plus en plus jaune en s'oxydant ; le précipité contient une certaine proportion d'alumine, qu'il n'est pas prudent, pour un dosage ultérieur, de chercher à enlever avec la potasse caustique des laboratoires, que cette dernière soit purifiée ou non à l'alcool; j'ai reconnu, en effet, que la plupart des potasses caustiques étaient alumineuses. Après avoir évité cette cause d'erreur en préparant mon réactif avec des matières plus facilement pures (le sulfate de potasse et l'hydrate de baryte), j'ai séparé les deux bases, alumine et hydrate de péroxyde de fer : cette dernière, après dissolution acide, précipitation ammoniacale, lotions aqueuses et calcination nouvelle, a donné une quantité de péroxyde qui représente, pour 10 litres, 0,6420 de *bicarbonate de protoxyde de fer*. Cette quantité, notable du reste, est loin d'être considérable ; les motifs que j'ai donnés plus haut en ce qui concerne les défectuosités de la prise d'eau actuelle peuvent faire supposer avec raison, que sous l'influence des meilleures conditions que l'on se propose de remplir, la dose du fer, n'éprouvant plus de perte dans les conduits ou réservoirs, sera augmentée d'autant. Mais en admettant que les résultats ultérieurs soient sensiblement ce qu'ils sont aujourd'hui, l'on peut déjà, par quelques comparaisons, donner une idée, non pas de la valeur absolue de cette source, mais citer les points de contact par lesquels certaines eaux connues ont avec elle une analogie plus ou moins voisine.

Eau ferrugineuse carbonatée, la source de Reyrieux est à peu près aussi riche en fer (5 à 6 milligrammes en moins par litre), que l'eau de Spa (Belgique) ; elle est plus riche que celle de Sylvanès (6 pour 4) (Aveyron) ; elle est plus riche que celle de Forges (6 pour 4) (Seine-Inférieure) ; considérée enfin, comme eau à la fois ferrugineuse et hydrosulfurée, elle a ses analogues dans les eaux d'Aumale (Afrique), de Sylvanès (Aveyron), de Charbonnières (Rhône).

RÉSUMÉ DE L'ANALYSE.

L'analyse élémentaire a laissé, en définitive, des principes volatiles et des principes fixes. Parmi les premiers, de l'oxygène, de l'azote, de l'acide sulfhydrique libre, de l'acide carbonique libre, et de l'acide carbonique combiné. Parmi les seconds, engagés dans des combinaisons salines, les substances ci-après : les acides chlorydrique, sulfurique, carbonique, silicique, et les bases potasse, soude, chaux, magnésie, fer, alumine.

Dans les dépôts naturels enfin, abandonnés par l'eau de la source, des traces bien définies, mais trop faibles dans l'eau même pour y être saisies, de sesquioxyde de manganèse et d'arsenic. L'acide apocrénique trouvé dans les dépôts doit faire supposer l'existence de l'acide crénique dans la matière organique reconnue dans l'eau évaporée; d'autres remarques m'ont fait supposer que des traces de glairine accompagnaient aussi le fer déposé et se trouvaient confondues avec le reste de la matière organique; mais cette constatation était masquée par des matières organiques non définies, et j'ai dû passer outre sur ce point.

La reconstitution synthétique d'une eau minérale par groupe naturel binaire ou quaternaire est rarement rigoureuse d'une manière absolue, car le milieu dans lequel les matières sont étudiées, après avoir été isolées, cesse d'être celui dans lequel ces matières existent dans l'eau telle que la nature la livre; les changements de température, de pression, de concentration, le contact de l'air, l'intervention des réactifs, n'apportent-ils pas, en effet, des modifications vives, capables de changer les rapports des éléments entre eux, et finalement la composition? Ces modifications, toutefois, éclairent l'analyse sur l'ordre naturel des choses; c'est ainsi que nous avons vu le fer, la plus grande partie de la chaux, une partie de la magnésie et de la soude exister dans cette eau, à l'état de bicarbonates; c'est ainsi que par des déductions conformes aux données de la science et des calculs relatifs aux rapports voulus entre les constituants de chaque combinaison, je suis parvenu à la reconstruction anatomique, pour ainsi dire, de l'eau qui fait l'objet du présent rapport.

COMPOSITION.

L'eau minérale naturelle de Reyrieux, légèrement hydrosulfurée et notablement ferrugineuse, contient en définitive, par litre, et des produits gazeux libres non pondérés et 0,4256 de matières solides également réunies ci-après : cette quantité ne diffère du résultat 0,350 obtenu par l'évaporation directe de l'eau et signalé plus haut (*page* 8), que par des traces d'hydratation laissées dans ce dernier résidu salin et par le poids d'autre part de la moitié de l'acide carbonique des bicarbonates, moitié éliminée par la vaporisation.

ANALYSE QUANTITATIVE.

Tableau.

L'eau de Reyrieux contient pour 10 litres :

Produits gazeux.	Oxygène.	*Trace.*
	Azote.	100 cc.
	Acide carbonique libre . .	*Indéterminé.*
	Acide sulfhydrique libre. .	10 cc.
		Grammes.
Produits fixes en dissolution.	Chlorure de potassium. . . .	0,0392
	Chlorure de sodium.	0,0899
	Sulfate de chaux.	0,0987
	Sulfate de magnésie.	0,1262
	Bicarbonate de soude	0,1082
	Bicarbonate de chaux	2,8806
	Bicarbonate de magnésie . . .	0,0299
	Bicarbonate de fer	0,6420
	Alumine.	0,0586
	Silice.	0,1251
	Matières organiques	0,0578
		4,2562

Fait à Lyon, le 1er novembre 1859.

Signé : **E. FERRAND,**

Pharmacien - chimiste à Lyon, place de la Charité, ex-préparateur au Collége de France et au Muséum de Paris, membre de plusieurs Sociétés savantes, etc.

Trévoux. — Impr. et Lith. de J.-C. DAMOUR.

www.ingramcontent.com/pod-product-compliance
Ingram Content Group UK Ltd.
Pitfield, Milton Keynes, MK11 3LW, UK
UKHW020459220726
13923UKWH00006B/2645